# RAPPORT

## AU CONSEIL D'HYGIÈNE

### DE L'ARRONDISSEMENT D'ALAIS

*Appelé à donner son avis sur la demande formée par* MM. A.-R. PECHINEY ET Cie, *de maintenir l'*USINE DE SALINDRES *en activité dans sa consistance actuelle*

PAR M. LE Dr LAURENT ROCH

AU NOM DE LA COMMISSION CHARGÉE DE L'ÉTUDE DE CETTE QUESTION

ALAIS

IMPRIMERIE A. BRUGUEIROLLE ET COMPAGNIE

1880

# RAPPORT

## AU CONSEIL D'HYGIÈNE

### DE L'ARRONDISSEMENT D'ALAIS

*Appelé à donner son avis sur la demande formée par* MM. A.-R. PECHINEY ET Cie, *de maintenir l'*USINE DE SALINDRES *en activité dans sa consistance actuelle*

PAR M. LE Dr LAURENT ROCH

AU NOM DE LA COMMISSION CHARGÉE DE L'ÉTUDE DE CETTE QUESTION

ALAIS

IMPRIMERIE A. BRUGUEIROLLE ET COMPAGNIE

1880

# RAPPORT

## AU CONSEIL D'HYGIÈNE

### DE L'ARRONDISSEMENT D'ALAIS

---

Le Conseil d'hygiène de l'arrondissement d'Alais, appelé à donner son avis sur la demande formée par MM. Pechiney et Cie de maintenir l'usine de Salindres en activité dans sa consistance actuelle, décida dans sa séance du 14 juin 1879, qu'une Commission de trois membres serait chargée d'étudier la question et d'en faire l'objet d'un rapport, qui serait présenté et discuté dans une séance ultérieurement fixée. Votre Commission, désireuse de remplir fidèlement et consciencieusement son mandat, après avoir pris connaissance du dossier qui lui avait été confié, s'est donc transportée sur les lieux, afin de vérifier et de constater par elle-même la consistance de l'usine, c'est-à-dire la situation, le nombre et l'étendue des ateliers, la nature et la quantité des matières premières qu'on y emploie et des produits qu'on y prépare, les procédés de fabrication, les émanations gazeuses et les résidus liquides qui en résultent; afin de préjuger ainsi des dommages qu'ils peuvent occasionner. Elle s'est réunie ensuite à diverses reprises, et c'est le résultat de ses investigations, l'opinion qu'elle s'est formée et les conclusions qui en découlent, que je suis chargé de vous présenter en son nom.

# Visite et examen de l'usine

*Sa situation, son objet.* — La fabrique de produits chimiques de Salindres, située dans la commune du même nom, sur la rive droite de la petite rivière d'Avesne, au quartier de Balmette, occupe une superficie qui est aujourd'hui d'environ 140 hectares, au milieu d'une contrée couverte de cultures et parsemée de nombreuses habitations. Cette usine, créée en 1854 par MM. Merle et C^ie^, et dirigée aujourd'hui par M. Pechiney, gérant, a pour objet de préparer et de livrer au commerce comme produits marchands : sels de soude, cristaux de soude, chlorure de chaux, chlorate de potasse, phosphate précipité, soufre régénéré, sulfate d'alumine et aluminium.

Les quantités de ces divers produits que l'usine peut préparer par an sont :

| | | |
|---|---|---|
| Carbonate de soude | 10.500 | tonnes |
| Chlorure de chaux | 3.000 | — |
| Chlorate de potasse | 180 | — |
| Phosphate précipité | 400 | — |
| Soufre régénéré | 800 | — |
| Sulfate d'alumine | 800 | — |
| Aluminium | 1 à 2 | — |

Dans cette énumération, nous laissons naturellement de côté les produits intermédiaires tels qu'acide sulfurique, sulfate de soude, acide chlorhydrique et chlore, que l'usine ne vend pas et ne fabrique que pour pouvoir passer des matières premières qu'elle reçoit aux produits marchands qu'elle expédie.

Les matières employées journellement sont approximativement les suivantes :

| | |
|---|---|
| Houille | 140 tonnes |
| Pyrites de fer | 45 — |
| Nitrate de soude | 500 kilog. |
| Sel marin | 50 tonnes |
| Manganèse | 500 kilog. |
| Calcaire | 80 tonnes |
| Phosphate fossile | 6 — |
| Chlorure de potassium et sulfate de soude | 2 — |
| Bauxite | 1 — |

Nous avons attentivement suivi les opérations qui s'exécutent à Salindres pour la préparation de ces divers produits, et voici en quoi elles consistent :

*Acide sulfurique.* — Ce produit s'obtient en grillant des pyrites de fer et envoyant les gaz provenant de ce grillage dans des chambres en plomb, après leur mélange, dans une tour dite de Glover, avec de la vapeur d'eau et des gaz nitreux. Tout le gaz acide sulfureux se transforme dans ces chambres en acide sulfurique liquide, qui s'y condense.

Le cube total des chambres en plomb est de 27,000 mètres cubes, divisés en quatre appareils de 6,000 mètres cubes chacun et un appareil de 3,000 mètres cubes seulement.

Les gaz sortant de ces appareils traversent des

tours dites de Gay-Lussac, de très-grande dimension. A chaque appareil correspond une de ces tours. Elles ont une section carrée de 2m 20 de côté avec 16m 00 de hauteur pour l'appareil de 6,000 mètres cubes. Ces tours sont remplies de coke, qu'on arrose par la partie supérieure d'acide sulfurique concentré et froid, qui a la propriété de dissoudre les composés nitreux jaunes que contiennent les gaz à la sortie des chambres. De la sorte ces gaz entrent jaunes par le bas du Gay-Lussac et en sortent incolores au sommet. L'acide sulfurique, qui en parcourant la colonne Gay-Lussac à partir du sommet, s'est chargé de composés nitreux, s'écoule à la base de cette colonne, d'où il est envoyé dans la tour Glover.

Le Gay-Lussac a donc pour effet, au profit du fabricant d'abord, de récupérer les composés nitreux, et au profit de la salubrité, d'empêcher la perte de ces composés dans l'atmosphère. Mais, sous ce dernier rapport, cette tour a un avantage important. Lorsqu'on travaille sans la tour Gay-Lussac, grâce à laquelle les composés nitreux sont récupérés, on est obligé d'employer avec parcimonie ces composés, qui sont très-coûteux; et comme ce sont eux qui déterminent le plus activement la transformation de l'acide sulfureux en acide sulfurique, la conséquence de cette parcimonie forcée est la présence fréquente et presque inévitable d'encore une certaine quantité de gaz sulfureux dans les gaz de sortie. En marchant avec le Gay-Lussac, on travaille, sans qu'il en coûte davantage, avec abondance de gaz nitreux, et on assure ainsi la complète transformation et condensation dans les chambres de plomb de l'acide sulfureux en acide sulfurique, et par suite l'absence de cet acide sulfureux dans les gaz de sortie.

La tour de Glover joue de son côté, dans cette fabrication, un rôle important. Cette tour, formée et remplie de matériaux inattaquables aux acides et parcourue de bas en haut par les gaz sulfureux très-chauds sortant des fours à pyrites, est traversée en sens inverse, c'est-à-dire de haut en bas,

1° Par l'acide sulfurique nitreux recueilli au bas du Gay-Lussac; 2° par l'acide sulfurique à 50° retiré des chambres en plomb et qu'on veut concentrer, acides qui y sont introduits par le haut à l'aide de tourniquets hydrauliques; 3° par une petite quantité d'acide nitrique qu'on y verse goutte à goutte, et destinée à compenser les pertes inévitables de gaz nitreux.

Voici maintenant ce qui se passe :

Sous l'influence de la chaleur élevée des gaz sulfureux sortant des fours à pyrites, l'acide sulfurique des Gay-Lussac laisse échapper des gaz nitreux, auxquels viennent se surajouter ceux que fournit de son côté l'acide nitrique, pendant qu'une partie de l'eau de l'acide sulfurique à 50° se réduit en vapeur. Le mélange des deux gaz gagne ainsi, avec la vapeur d'eau qui s'est formée, le sommet de l'appareil, d'où il est dirigé vers les chambres en plomb, et l'on recueille au bas la totalité de l'acide sulfurique versé, plus un certain excédant qui se produit pendant la marche ascensionnelle des vapeurs; cet acide marque 60 à 62°. — La tour de Glover a donc, indépendamment de l'économie qu'elle réalise, l'avantage de transformer au profit de la salubrité, deux opérations autrefois susceptibles de donner lieu à des émanations nuisibles, savoir : l'attaque du nitrate de soude par l'acide sulfurique dans des marmites placées dans les manches des fours à pyrites, et la concentration de l'acide sulfurique par l'ancien procédé.

*Sulfate de soude, acide chlorhydrique.* — Ces deux produits résultent de la réaction de l'acide sulfurique sur le sel marin. Cette réaction s'opère dans des fours à moufle, au sortir desquels le gaz acide chlorhydrique qui se dégage, et dont la condensation est d'autant plus facile qu'il est entièrement pur de tout mélange avec les produits gazeux de la combustion, se rend par des conduits en laves de Volvic dans de grands appareils à condensation, formés de nombreuses bonbonnes en grès et de tourelles en laves, où il circule en sens inverse de l'eau, dans laquelle il se dissout pour former l'acide chlorhydrique commercial.

Il y a douze fours à moufle, dont au maximum onze toujours en marche. Chaque four décompose par 24 heures 4.400 kilog. de sel marin.

L'appareil de condensation pour chaque four se compose comme suit :

1° Pour la cuvette, une tourelle de tête à section carrée de 1 mètre et de 4m 50 de hauteur, et 80 bonbonnes en grès de 200 litres;

2° Pour la moufle, une tourelle de tête et 80 bonbonnes comme pour la cuvette.

Après avoir parcouru ainsi chacun la ligne des vases condenseurs, les gaz de la moufle et de la cuvette se réunissent au bas d'une dernière grande colonne de queue, destinée à condenser les dernières traces des gaz acides qui pourraient avoir échappé à la condensation dans les vases qui la précèdent.

Cette tourelle, construite en laves de Volvic, a la section d'un hexagone dont le côté a un mètre et la hauteur dix mètres. Elle est remplie de coke, sur lequel, du sommet, on fait couler de l'eau. Les gaz, en parcourant ces dix mètres de coke ainsi imbibé d'eau, se dépouillent complètement du gaz acide qui pouvait y rester encore. Le liquide qui s'écoule au bas de la tourelle n'a jamais guère que 2° Beaumé.

La totalité de l'acide chlorhydrique condensé est employée aux fabrications suivantes :

Gaz chlore pour la préparation du chlorure de chaux et du chlorate de potasse ; phosphate de chaux précipité ; soufre régénéré des marcs de soude.

La répartition de l'acide chlorhydrique entre ces divers produits varie suivant que les circonstances commerciales rendent préférable de forcer la production des uns ou des autres.

*Soude brute, sel de soude, cristaux de soude.* — La soude brute s'obtient par le procédé Leblanc, en calcinant dans des fours à réverbère un mélange de sulfate de soude, de calcaire et de charbon, et la lixiviation des soudes brutes se fait par le système de lessivage méthodique de Schanks.

Le sel de soude s'obtient par l'évaporation à siccité des lessives dans des fours spéciaux ; les cristaux de soude, par la dissolution du sel de soude dans l'eau bouillante d'où il cristallise par refroidissement.

Le lessivage méthodique de la soude brute laisse à l'état insoluble un résidu formé en partie de sulfure de calcium, c'est ce qu'on appelle les *marcs de soude.*

*Gaz chlore.* — On traite par le procédé Weldon du chlorure de manganèse provenant d'une opération précédente, en y ajoutant un léger excès de chaux qui précipite tout le manganèse à l'état de protoxyde; puis on souffle énergiquement de l'air dans le liquide contenant ce précipité, lequel peu à peu passe à l'état de peroxyde. La masse liquide abandonnée au repos, le manganèse se dépose; on le décante avec précaution, et on l'introduit dans de grands vases fermés, en pierre de Volvic, avec de l'acide chlorhydrique. Il se forme alors du chlorure de manganèse, qui reste dissous pour servir de nouveau, et du gaz chlore, qui se dégage et sert à préparer les produits suivants :

*Chlorure de chaux.* — Le gaz chlore, produit comme il vient d'être dit, est dirigé par des tuyaux en poterie parfaitement jointés dans des chambres très-basses, en plomb, sur le sol desquelles se trouve étendue de la chaux éteinte à sec. Cette matière absorbe le chlore avec une très-grande avidité et se transforme ainsi en chlorure de chaux.

*Chlorate de potasse.* — Le gaz chlore provenant des appareils Weldon, dirigé dans des vases en fonte renfermant un lait de chaux tenu en mouvement par un agitateur mécanique, s'absorbe peu à peu et transforme toute la chaux en chlorate de chaux et chlorure de calcium. Cette transformation achevée, le liquide tenant en dissolution ces deux sels est additionné de chlorure de potassium, et après avoir été concentré par évaporation, abandonne en se refroidissant, à l'état de cristaux, la presque totalité du chlorate de potasse qui y était formée.

*Phosphate de chaux précipité.* — Ce produit s'obtient en attaquant les phosphates fossiles par l'acide chlorhydrique et précipitant la dissolution par la chaux.

*Traitement des marcs de soude pour la régénération du soufre.* — Les marcs de soude, portés directement aux tas de ces résidus, y sont d'abord étalés et pilonnés de façon à former de hauts remblais, à pentes inclinées et régulières, peu mais encore assez perméables à l'air. Autour de ces tas ont été tracées des rigoles nombreuses pour recueillir les eaux jaunes qui en découlent naturellement, en les séparant selon leur densité, c'est-à-dire leur richesse en soufre. Les eaux jaunes fortes sont pompées directement à l'atelier du soufre. Quant aux eaux jaunes faibles, elles sont recueillies dans des bassins inférieurs, d'où les pompes les élèvent pour les répandre sur les marcs entassés. En traversant ces résidus, elles se chargent de produits sulfureux solubles, et se transforment ainsi en eaux jaunes fortes qui sont de nouveau recueillies et pompées à leur tour à l'atelier du soufre. Là ces eaux, presque exclusivement chargées de polysulfures de calcium, sont soumises à une certaine oxydation par barbotage d'air, ayant pour effet de transformer une partie des polysulfures en hyposulfite de chaux, et c'est seulement alors qu'on les traite par l'acide chlorhydrique. Il y a précipitation du soufre et formation de chlorure de calcium qui reste dissous, avec dégagement gazeux d'acide sulfureux et d'hydrogène sulfuré qui, se rencontrant tous deux à l'état naissant, se détruisent réciproquement. L'opération est donc exempte de toute odeur appréciable et ne laisse pour résidu qu'une dissolution inodore, incolore et à peu près inoffensive de chlorure de calcium.

On retire ainsi actuellement de 1200 à 1500 kil. de soufre par vingt-quatre heures.

Nous avons dû rechercher quelles sont celles de ces opérations qui peuvent donner lieu à des émanations nuisibles, et nous nous sommes convaincus que lesdites émanations, ainsi que l'ont maintes fois établi les experts appelés à diverses époques à constater les dommages, ne pouvaient provenir que de la fabrication de l'acide sulfurique, du sulfate de soude, du chlore avec ses produits dérivés, chlorure et chlorate, et enfin des marcs de soude entassés ou traités pour en extraire le soufre.

Revenons donc rapidement sur chacune de ces opérations, afin de montrer les lieux de provenance présumés, et la nature et la quantité des émanations nuisibles qu'elles peuvent produire.

## Émanations gazeuses

*Acide sulfurique.* — Nous avons vu que l'acide sulfurique est le résultat de la réaction des vapeurs nitreuses sur l'acide sulfureux en présence de la vapeur d'eau. L'acide sulfureux des fours à pyrites, passant immédiatement dans la tour de Glover où il se trouve bientôt mêlé aux gaz nitreux dont son arrivée provoque le dégagement, et le mélange des deux gaz étant envoyé directement par la tour avec la vapeur d'eau dans les chambres en plomb, il ne saurait y avoir dans cette partie de l'opération où tout se passe en vases clos, à moins d'accidents fortuits, d'émanations nuisibles répandues au dehors. Les vapeurs nitreuses, l'acide sulfureux et la vapeur d'eau une fois mis en présence dans les chambres, pour que la réaction s'opère sans que des quantités plus ou moins considérables de l'un des deux gaz se fassent jour par les tuyaux de sortie, il faut avant tout qu'ils s'y rencontrent constamment dans des proportions déterminées, difficulté à laquelle on obvie à Salindres en ayant soin de maintenir dans les chambres un excès de vapeur nitreuse, de façon qu'il est à peu près impossible que l'acide sulfurique ne soit pas transformé en totalité, et en recueillant les vapeurs nitreuses en excès dans les Gay-Lussac, où elles sont reprises et condensées par l'acide sulfurique concentré, pour être envoyées à la tour de Glover et y servir de nouveau. On évite donc, à l'aide de ces procédés et à peu près sans perte, tout dégagement de vapeurs acides.

« Avec l'appareil de Gay-Lussac, » dit M. l'ingénieur Aguillon, dont la compétence ne saurait être mise en doute, dans l'excellent travail auquel nous empruntons ce passage, « on peut employer dans les « chambres un excès de vapeurs nitreuses, de ma- « nière à éviter sûrement des déperditions d'acide « sulfureux, et cet excès de vapeurs nitreuses est « condensé à peu près sans pertes pour entrer à « nouveau dans la circulation. — L'usine de Salin- « dres est très-largement entrée dans l'emploi des « appareils de Gay-Lussac. Les derniers construits « ont des dimensions vraiment colossales; ce sont « les plus grands appareils de ce genre qui aient été « construits en France. En fait, en marche normale, « c'est-à-dire sans accidents exceptionnels, on peut « admettre qu'à Salindres il n'y a pas sensiblement « de dégagements acides pouvant être nuisibles, « provenant de la fabrication de l'acide sulfurique. « Dans ses expériences à Salindres, le savant M. Bé- « champ (pages 18 et 20 de son rapport) n'a effecti- « vement pas pu constater la présence de la moindre « trace d'acide sulfurique. »

*Sulfate de soude et acide chlorhydrique.* — La réaction qui s'opère dans les fours à sulfate donne lieu à d'abondantes vapeurs d'acide chlorhydrique que le fabricant a un double intérêt à recueillir et à condenser : 1° parce que celles qu'il laisserait échapper par les cheminées, sont de nature à porter atteinte à la végétation à des distances parfois considérables sur certains points et par certains vents; 2° parce qu'elles seraient ainsi perdues, soit pour la production de l'acide chlorhydrique commercial, soit pour les usages auxquels on fait servir à Salindres cet acide à un faible degré de concentration, pour la fabrication de plusieurs autres produits entreprise précisément en vue de son utilisation. Aussi cherche-t-on dans toutes les usines similaires à en prévenir la fuite et la dissémination et à pousser la condensation le plus loin qu'on peut. Mais il est vrai de dire que nulle part peut-être les résultats obtenus ne sont aussi satisfaisants qu'à Salindres, où au prix de constants efforts, de sacrifices considérables, à l'aide de procédés ingénieux, d'intelligents perfectionnements, on arrive à un degré de condensation qui dépasse les 95 °/o exigés par la loi anglaise et s'élèverait suivant quelques-uns jusqu'à 98,84, et où, à l'aide de la nouvelle disposition des appareils condenseurs particuliers à l'usine, on parvient à rendre impossibles ou difficiles ces refoulements accidentels des fours, si pénibles pour les ouvriers, et qui permettaient aux gaz de se répandre hors des ateliers et de l'usine elle-même et de se disséminer presque à ras de terre avant de se mêler à l'atmosphère en parcourant quelquefois des distances de 3 à 400 mètres. Les émanations dues à cette cause exceptionnelle cessant ainsi de se produire, il n'y a plus, en marche normale, que les gaz étrangers, presque totalement dépouillés d'acide chlorhydrique pendant leur long trajet à travers les appareils condenseurs, qui, au sortir de la tourelle de queue, soient lancés dans la grande cheminée d'où ils s'échappent avec les produits de la combustion.

*Gaz chlore et chlorure de chaux.* — Il suffit de se rappeler ce que nous avons dit de la fabrication du chlore par le procédé Weldon pour voir qu'elle a pour effet de diminuer notablement les chances de dégagement du chlore, en substituant aux nombreux petits appareils qu'exigeait anciennement le traitement du manganèse naturel, les trois ou quatre grands vases en pierres de Volvic où s'opère l'attaque des boues du Weldon par l'acide chlorhydrique. Des conduites en poterie, parfaitement jointées, conduisent directement le chlore ainsi produit dans les chambres en plomb, qui restent hermétiquement closes jusqu'à ce qu'il soit complètement incorporé à la chaux. Ce n'est donc qu'au moment de l'ouverture de ces chambres qu'il peut s'échapper des bouffées de chlore, généralement assez faibles pour incommoder à peine les ouvriers chargés de l'opération, lesquelles ne tardent pas à se disperser au sortir de l'atelier. — Les mêmes observations sont applicables à la préparation du chlorate de potasse et des chlorures de sodium et d'aluminium où, grâce à l'heureuse disposition des appareils, les déperditions de chlore sont normalement insignifiantes.

*Dépôt des marcs de soude.* — Les émanations nuisibles produites par les marcs de soude ont peu à peu considérablement perdu de leur nocuité. Ces dépôts, primitivement entassés dans des espaces trop resserrés pour permettre de les disposer convenablement et conservant toute leur richesse sulfureuse, tantôt s'oxydaient rapidement au contact de l'air et dégageaient souvent, après s'être échauffés jusqu'à l'incandescence, de l'acide sulfureux en plus ou moins grande quantité, au détriment de la végétation environnante; ou bien il y avait absorption d'acide carbonique, avec émission abondante d'hydrogène sulfuré.

Il y a encore quelques années, ces résidus, chargés dans des bacs spéciaux au sortir même de la soudière, y étaient mécaniquement oxydés par insufflation d'air, puis transformés en lessives dont on précipitait le soufre, et enfin portés au tas général où, incomplètement dépouillés de leurs principes sulfureux, ils s'oxydaient encore, plus lentement, il est vrai, au contact de l'air, et pouvaient ainsi donner lieu aux mêmes émanations.

Les conditions sont bien différentes aujourd'hui. Le nouveau procédé de régénération du soufre, découvert et mis en pratique à Salindres à la suite de longues et patientes études et d'importantes acquisitions de terrains, a singulièrement amélioré la situation, soit au point de vue des émanations gazeuses, soit surtout sous le rapport des émanations liquides dont il est question plus bas.

Les marcs de soude, auxquels de larges espaces sont maintenant réservés, arrivant directement de la soudière, sont d'abord étalés et superposés en couches minces et régulières, puis fortement pilonnés de manière à former une seule masse compacte peu perméable à l'air, et dont la décomposition par cela seul s'opèrerait assez lentement pour diminuer notablement les dangers des émanations gazeuses, si d'un autre côté, le lessivage sur place, prolongé, continuel et méthodique dont ces remblais sont aujourd'hui l'objet, ne venait écarter complètement ce danger, en les dépouillant peu à peu de leurs éléments sulfureux et les transformant ainsi en dépôts de matière inerte, principalement formée de sulfate de chaux et dont l'exposition à l'air ne présente plus aucun inconvénient.

Quelles sont en résumé les émanations gazeuses nuisibles qui peuvent être versées dans l'air autour de l'usine par les divers ateliers?

1° Un peu d'acide sulfureux peut-être, échappé à la réaction et entraîné par le tirage au tuyau d'appel des chambres de plomb, plus les vapeurs de même nature pouvant s'élever des marcs de soude entassés et dont le contingent, déjà notablement réduit par la mise en pratique du procédé de Mondt pour la régénération du soufre, tend tous les jours à disparaître entièrement depuis l'emploi récent des moyens imaginés à Salindres pour la reprise de ce métalloïde dans les eaux de lavage des marcs de soude entassés, méthodiquement recueillies et aménagées à cet effet;

2° Les quelques centièmes d'acide chlorhydrique échappant habituellement à la condensation et lancés dans la cheminée avec les fumées, et celui dont l'interruption brusque et momentanée du tirage occasionnerait parfois la fuite au dehors par la bouche même des fours à sulfate au moment de ces refoulements, contre lesquels une nouvelle disposition des appareils particuliers à l'usine de Salindres, permet aujourd'hui de lutter victorieusement;

3° Les vapeurs de chlore qui peuvent se répandre dans l'atelier et rarement au-delà, au moment de l'ouverture périodique des chambres à chlorure de chaux, et celles qui peuvent se faire jour inopinément par les fuites ou les accidents fortuits survenant aux tuyaux de conduite ou aux appareils.

*Distances à laquelle les émanations gazeuses peuvent être réellement nuisibles.* — Nous nous sommes naturellement demandé à quelle distance les émanations gazeuses de l'usine peuvent occasionner des dommages à la végétation. Or, il paraît résulter des expériences scientifiques et des observations consciencieuses des chimistes et naturalistes les plus autorisés, que de nombreuses expertises ont successivement amenés à Salindres, que les dommages permanents qu'ils avaient constatés dans le voisinage immédiat de l'usine pouvaient s'étendre jusqu'à une distance qui varie suivant la direction entre 300 et 500 mètres. Quant à ceux qui avaient lieu parfois accidentellement sur des points plus éloignés et qui reconnaissaient pour cause une action momentanée des vapeurs, on ne les observait guère au-delà d'un kilomètre, et presque exclusivement dans une direction que permettent de prévoir à l'avance la fréquence relative et la durée des vents régnants dans la contrée, la délimitation, la forme et les accidents du terrain dans la zône exposée à l'infection. Cette zône affecte la forme d'une ellipse dont le grand axe mesure environ 1300 mètres du N.-N.-O. au S.-S.-E., et dans tous les autres sens une étendue beaucoup moindre et variable selon les azimuths.

Il est incontestable que tous les gaz compris dans la courte énumération que nous avons donnée un peu plus haut, seraient de nature à occasionner des dommages; mais il y a une distinction à faire quant à la distance à laquelle chacun d'eux peut les produire.

Le gaz acide sulfureux se transforme rapidement en acide sulfurique sous la double influence de l'humidité et de l'oxygène de l'air. Le chlore, sous l'influence des matières organiques, se transforme vite aussi en acide chlorhydrique soluble dans l'eau, avec laquelle il forme à la température ordinaire un hydrate liquide qui ne peut être transporté au loin. Quant à l'hydrogène sulfuré, il peut, à cause de ses propriétés physiques et chimiques, être transporté au loin par les vents. Mais ce gaz, d'ailleurs sans action sur les végétaux et mêlé à l'air en proportions infinitésimales par suite de sa prompte dissémination dans l'atmosphère, n'a d'autre inconvénient que son odeur et la fâcheuse propriété qu'il a de noircir l'argenterie et les couleurs à base de plomb à de grandes distances. C'est donc en définitive au gaz acide chlorhydrique provenant directement des ateliers ou lancé dans l'air par les cheminées, mêlé aux produits de la combustion, qu'il faut attribuer la majeure partie des dégâts lointains et accidentels; de même qu'il est le principal agent de ceux qu'entretenait dans le voisinage immédiat ou aux environs de l'usine l'action répétée des émanations.

La distance que nous assignons dans ce chapitre à l'étendue possible de l'action des émanations gazeuses est déduite de l'examen approfondi des expériences et observations des éminents chimistes et naturalistes que des expertises ont appelés à de fréquentes reprises à juger la question. Nous devons ajouter que lors de ces expertises l'usine de Salindres n'était pas encore dotée des tours de Glover, des tours Gay-Lussac, de l'appareil Weldon, ni du nouveau traitement des marcs de soude, tous procédés qui doivent évidemment avoir atténué beaucoup la quantité et par suite l'influence nuisible des émanations gazeuses.

## Émanations liquides

Les résidus liquides de la fabrication, recueillis à leur issue de chaque appareil ou au lieu même de leur production, se dirigent par divers canaux souterrains dans de grands bassins, d'où ils sont, en exécution de l'arrêté préfectoral de 1864, à des époques déterminées et connues des riverains, dirigés vers la rivière d'Avesne en parcourant le ruisseau de la Planquette et l'Arias.

Les eaux acides, chargées de principes minéraux et principalement de chlorure de manganèse, qui pouvaient causer des dommages à la végétation et donner lieu à des accidents chez les hommes et les animaux, ont totalement disparu du cours de l'Avesne, qui, depuis l'emploi du procédé Weldon pour la régénération du manganèse et l'aménagement récent des eaux de lavage des marcs de soude, ne reçoit plus aujourd'hui que des dissolutions inodores, incolores de chlorure de calcium, substance neutre, absolument inoffensive et dont le seul inconvénient peut être d'élever le degré hydrotimétrique des eaux naturelles peu abondantes avec lesquelles ces dissolutions se trouveraient mélangées en trop grande quantité.

De plus, et par excès de précaution, en dehors des eaux résiduelles directes des fabrications, l'usine de Salindres s'est préoccupée des drainages qui s'écoulent des résidus de toutes sortes, pyrites brûlées, décombres divers qu'elle accumule sans cesse. Ces drainages, qui contiennent en dissolution, mais en très-faible quantité, des sels divers, ne représentent qu'un faible volume et peuvent être entraînés par le peu d'eau qui coule ; le tout peut alors se concentrer par évaporation naturelle dans des flaques au loin et vicier un peu ces flaques, d'ailleurs sans cela peu utilisables. Pour se mettre à l'abri de toutes recherches à cause de ces circonstances, voici le projet qui a été mis à exécution.

L'usine, avec ses ateliers et ses résidus, est resserrée entre l'Avesne à l'est et la Planquette, petit affluent de l'Arias, à l'ouest. Au point où chacun de ces cours d'eau entre dans le périmètre de l'usine, on a fait commencer un petit canal de dérivation latérale, sur la rive opposée à l'usine. Ce canal prend l'eau ainsi en amont et la rend exemple de toute contamination en aval, au point où la rivière sort de l'usine; on a fait de plus un petit barrage un peu au-dessus du point où le petit canal rend ses eaux à cette dernière; et s'il vient dans la rivière, entre le point d'arrivée et celui du départ du petit canal, quelques eaux de drainage, ces eaux sont dirigées vers un réservoir spécial d'où des pompes, installées à demeure, les relèvent dans les bassins où s'emmagasinent les eaux résiduelles des fabrications.

Ces travaux, que votre Commission a visités dans toute leur étendue avec le plus vif intérêt, auront désormais pour résultat de préserver entièrement les deux petits affluents de l'Avesne et le cours inférieur de cette rivière elle-même de toute adultération nuisible ou dangereuse pour les riverains.

Les colossales proportions et la multiplicité des tours de Gay-Lussac pour éviter les déperditions d'acide sulfureux et arrêter au passage les gaz nitreux en excès à la sortie des chambres en plomb, les tours de Glover où s'opèrent sans émanations possibles le mélange des gaz avant leur introduction dans les mêmes chambres et la concentration de l'acide sulfurique, l'immense développement donné aux appareils condenseurs de l'acide chlorhydrique des fours à sulfate, et l'adjonction des grandes tourelles de queue destinées à en assurer et en compléter l'effet; la construction du gigantesque appareil pour la production du chlore par le procédé Weldon, dans le double but de récupérer le manganèse et de supprimer entièrement le résidu liquide de l'ancienne fabrication, agent presque exclusif de l'adultération des eaux de l'Avesne; les radicales modifications apportées au procédé de Mondt pour la régénération du soufre et la création du vaste système d'épuisement et de désulfuration sur place des marcs de soude, attestent hautement la constante sollicitude que met l'usine de Salindres à écarter des campagnes environnantes, même au prix des plus onéreux sacrifices, les inconvénients et les dangers dont sa présence pourrait devenir la cause, en exigeant de chacun des perfectionnements apportés à ses procédés de fabrication, qu'il ait en même temps pour résultat de diminuer au profit de l'hygiène et de la salubrité le contingent des émanations nuisibles.

Les dommages lointains survenant par accident et qui lui sont rationnellement imputables, de tout temps grossis avec une exagération parfois voisine du ridicule, ont aujourd'hui considérablement perdu de leur fréquence et de leur étendue; certains d'entre eux n'ont pas chance de se reproduire; quant à ceux qui pourraient se renouveler, s'ils dépassaient accidentellement le périmètre, aujourd'hui très-agrandi, des propriétés de l'usine, ils seraient faciles à constater et à indemniser, ce à quoi l'usine ne se refuse jamais lorsque la demande lui paraît justifiée.

Il nous sera facile maintenant d'apprécier la valeur des plaintes et protestations portées contre l'usine de Salindres par de nombreux propriétaires des diverses communes comprises dans l'enquête et dont quatre seulement, celles de Rousson, Saint-Privat, Saint-Hilaire et Mons ont répondu négativement à la demande d'autorisation.

Nous avons pris connaissance de ces réclamations, dont la lecture d'une seule eût pu nous suffire; car elles sont toutes calquées sur le même modèle, articulant les mêmes griefs et posant les mêmes conditions, c'est-à-dire des indemnités pour le passé et pour le présent et réservant les droits de chacun pour les dommages à venir.

Passons rapidement sur ceux de ces griefs qu'on ne saurait plus invoquer aujourd'hui sans être accusé de parti-pris ou de mauvaise foi, tels que les craintes pour la santé publique, qu'une longue expérience et les données de la statistique s'accordent pour infirmer ; la détérioration des habitations et de leur contenu, que l'on n'observe nulle part; l'adultération de l'eau des puits et citernes par les infiltrations souterraines ou le contact des gaz délétères, dont on ne peut non plus offrir d'exemple; celle des eaux de l'Avesne et de l'Arias, qui ne reçoivent plus que des dissolutions neutres de chlorure de calcium, lesquelles déversées aux époques des grandes crues et par conséquent considérablement étendues, ne peuvent nuire à la végétation riveraine ni causer d'accidents aux bestiaux ni même porter obstacle au lavage du linge; la souillure de la feuille des mûriers par la chute ou le séjour des poussières charbonneuses et salines, et par suite sa dépréciation comme nourriture à donner aux vers à soie, simple allégation complètement dénuée de preuves ; le mauvais goût et les qualités nuisibles des fruits, trouvés au contraire excellents et parfaitement inoffensifs par tous les experts qui, dans un but expérimental, en ont fait un fréquent et parfois abondant usage.

Mais il est deux espèces de dommages attribués à l'usine par la majeure partie des pétitionnaires sur lesquels nous croyons devoir nous arrêter plus longuement : *Le dépérissement et la mortalité des arbres et la diminution du rendement des récoltes.*

On ne saurait nier que le contact des fumées acides peut amener le dépérissement et à la rigueur la mort d'un arbre; mais pour que pareil effet se produise, il faut que son feuillage soit fréquemment et profondément atteint et sur une grande partie de son étendue. C'est alors seulement qu'on peut voir, au bout d'un certain nombre d'années, les arbres constamment exposés à découvert et de très-près à des émanations délétères, cesser de croître, s'étioler, se rabougrir et finir par se dessécher, ce qui est pourtant bien moins fréquent qu'on pourrait penser, à en juger par ce qui a lieu à Salindres.

« Sur le terrain de la fabrique, » lit-on dans un rapport d'expertise fait en 1868, par un des membres de votre commission, « aux endroits les plus « dénudés et les plus exposés, en face même des « cheminées, parmi les quelques arbres épars d'es- « pèces diverses, abandonnés sans culture, tota- « lement dépouillés de feuillage et dont les sque- « lettes se dressent çà et là, noircis par la fumée, « brûlés par les vapeurs acides, corrodés par les « poussières, il y en a bien peu qui soient entière- « ment privés de vie; et chez la plupart d'entre eux, « la fraîcheur offerte par les couches inférieures, « la sève qui continue à y circuler, les récents efforts « des bourgeons dont les rameaux et les ramures

« portent les traces visibles, autorisent à penser que » si, par impossible, la cause de leur dépérissement « venait à cesser subitement, ils ne tarderaient pas « à reprendre leur vigueur première. »

Ce n'est donc le plus souvent que dans le périmètre de l'usine, et très-exceptionnellement un peu au-delà, qu'un pareil effet peut avoir lieu; surtout si l'on considère que depuis que ces lignes ont été écrites, l'usine, par la location ou l'achat des terrains environnants plus particulièrement exposés, et par les perfectionnements apportés incessamment à sa condensation et à ses procédés de fabrication, s'est mise complètement à l'abri de toute réclamation fondée sur des faits de ce genre. Que penser alors de l'énorme quantité d'arbres morts que les plaignants signalent dans la pétition à des distances plus ou moins considérables et qu'ils ont l'imprudente précaution de laisser sur place comme des preuves irrécusables de l'action des émanations délétères, sinon que cette mortalité qu'on attribue à l'usine s'observe partout ailleurs, et n'est en réalité que le résultat de causes naturelles très-diverses, telles que la pauvreté du sol, l'insuffisance de fumure et d'engrais, les circonstances atmosphériques, les maladies particulières à l'arbre ou à la plante, le parasitisme animal ou végétal, et quelquefois aussi des causes d'une nature complètement ignorée des plus savants agronomes et dont on signale à chaque instant les effets parfois désastreux dans des régions diverses où n'existe aucune fabrique de produits chimiques.

Pour ce qui est de la diminution de rendement des récoltes, on peut répondre aux réclamations que l'abondance des récoltes antérieures à la fondation de l'usine a été exagérée à ce point que l'un des plus compétents experts a pu, dans un rapport datant de 1874, se plaindre de ce qu'on avait voulu l'induire en erreur par des chiffres imaginaires ou mensongers, heureusement si élevés que leur fausseté ne saurait être mise en doute et qu'on aurait peine à en trouver de pareils dans les plaines les plus fertiles des provinces danubiennes, de l'Égypte ou de l'Algérie. En réalité, le rendement des récoltes auquel on fait allusion, c'est-à-dire des céréales, pommes de terre, graines féculentes, n'a jamais été plus fort qu'aujourd'hui ; il y a plus, il est impossible qu'il en ait été autrement, les terres de Salindres ne contenant, d'après les analyses de M. Chancel, que de faibles traces d'acide phosphorique, et ne recevant partout qu'une fumure insuffisante par suite de la rareté du bétail, et nulle part d'engrais artificiel.

Un mot encore sur la qualité du vin, dont on a coutume de se plaindre aussi. Il résulte du savant et consciencieux rapport de M. le professeur Béchamp, en 1870, qu'à part deux ou trois pièces de vigne confinant aux limites mêmes de la fabrique, sous le vent des chambres de plomb, dont l'une d'elles n'est séparée que par la tranchée du chemin de fer, le raisin arrive partout à maturité, sans offrir de goût particulier ou des qualités malfaisantes, et que de nombreux échantillons de vins pris sur divers points de la contrée, souvent sur l'indication des plaignants eux-mêmes, essayés à l'aide de l'appareil Salleron et soumis à l'analyse chimique après incinération, ont fourni des résultats comparables à ceux de beaucoup d'autres vins du Midi, de la région de Montpellier entre autres, et qu'ils ne contiennent pas plus d'acide sulfurique que certains vins et moins que certains autres.

## Appréciation des dommages par le Tribunal d'Alais

Nous n'insisterons pas davantage sur ces réclamations; mais au cas où l'on conserverait quelques doutes sur le degré d'importance qu'il convient de leur accorder, nous invoquerons en terminant, à l'appui de nos appréciations, le témoignage de l'autorité judiciaire elle-même, appelée pendant une période de 7 à 8 années à prononcer sur la légitimité des demandes adressées à la Compagnie par une multitude de propriétaires de la contrée. Nous avons sous les yeux douze jugements du Tribunal d'Alais, rendus sur des rapports d'experts et après débats contradictoires, le 11 juillet 1870 et le 4 janvier 1876. Or, on peut voir que, pris dans leur ensemble, ces jugements écartent les 4/5$^{mes}$ des demandes comme non justifiées; et si on en distrait les deux premiers, c'est plus des 9/10$^{mes}$ qui sont écartés. Nous ferons remarquer que ces deux jugements datent d'une époque où le Tribunal, pris pour ainsi dire à l'improviste, en présence de cette avalanche de plaintes et de l'opinion publique inconsidérément émue, manquant encore des éléments d'appréciation qui lui furent amplement fournis plus tard, crut cependant ne pas devoir laisser en souffrance les intérêts d'un certain nombre de clients dont les réclamations en l'état lui paraissaient fondées; qu'à dater de ce moment il ajourna ses décisions jusqu'au jour où de nouveaux rapports en cours d'exécution seraient versés dans des causes analogues; et qu'enfin ce ne fut qu'en janvier 1876, c'est-à-dire neuf ans après les premières plaintes, que furent rendus les jugements relatifs à toutes les affaires subséquentes, et en tête desquels on lit parmi les considérants émis à propos de toutes et de chacune d'elles que :

« Les conclusions des travaux scientifiques de « MM. Béchamp, Lortet, Reynès, Chancel, Martins « et autres, émanés d'hommes d'une compétence « incontestable, occupant pour la plupart des posi- « tions élevées dans nos facultés du Midi et du « Centre, ayant procédé à l'aide de méthodes expéri- « mentales et scientifiques familières à chacun d'eux, « que toutes ces expériences qui se complètent et se « corroborent avec une précision qui ne permet pas « de doute, exonèrent l'usine de toute responsabilité « au-delà d'une zône peu étendue, susceptible tou- « tefois d'être prolongée par suite de faits acci- « dentels. Qu'en ce qui touche les eaux acides « déversées par l'usine en vertu d'une autorisation « préfectorale, il n'est pas douteux que ces eaux ne « soient susceptibles d'occasionner des dommages « aux riverains; mais qu'il est également constant, « d'après les rapports, que cette cause de dommages « est accidentellement passagère. »

Que si nous comparons le chiffre des indemnités

demandées par les propriétaires ou par les experts terriers à celui des sommes allouées par le Tribunal, nous voyons que sur 22,752 francs demandés, le tribunal en alloue 3,017, c'est-à-dire supprime plus des 5/6mes. Il faut observer aussi que l'opinion du Tribunal sur les dommages que les eaux résiduelles versées dans l'Avesne peuvent occasionner aux riverains, date d'une époque antérieure à l'emploi du procédé Weldon et serait conséquemment bien différente aujourd'hui.

---

## RÉSUMÉ. CONCLUSION

La fabrique de produits chimiques de Salindres, établie dans le principe sur de modestes proportions, par ses développements et ses progrès incessants, a pris aujourd'hui une extension et acquis une importance qui la placent au premier rang parmi les établissements de même genre que possède la France. Sa prospérité toujours croissante lui a naturellement imposé l'obligation de doter son service intérieur de toutes les améliorations propres à en faciliter et en assurer le fonctionnement. Un gazomètre spécial y fournit le gaz d'éclairage employé aux divers usages de son laboratoire et de ses divers locaux habités, et est distribué par de nombreux conduits sur tous les points de son étendue.

Un petit réseau de voies ferrées permet à de légères locomotives d'en parcourir dans tous les sens les vastes surfaces, pour transporter avec promptitude et facilité les matières premières et les produits à des distances parfois considérables et mettre en communication les divers ateliers.

Une abondante fourniture d'eau potable, empruntée à grands frais à la rivière du Gardon distante de 8 à 10 kilomètres, et dont les habitants du village et des environs sont libéralement admis à partager les bienfaits, donne pleine satisfaction aux besoins industriels et domestiques de l'usine elle-même.

Des créations non moins utiles et dues à la paternelle sollicitude de l'administration ont pour objet le bien-être et la culture morale et intellectuelle de la population ouvrière : salles d'asile, écoles pour les enfants des deux sexes, bourses créées au collége d'Alais, caisse de secours, services médical et pharmaceutique; tout ce qui peut en un mot contribuer à l'amélioration des conditions des travailleurs et de leur famille, Salindres le possède aujourd'hui et peut sous ce rapport, comme sous tous les autres, passer pour un établissement modèle.

Cette belle usine, qui frappe tout d'abord le visiteur par l'aspect imposant et varié et la magistrale ordonnance de ses énormes constructions, justement admirée de tous ceux que leurs connaissances techniques mettent à même d'apprécier le choix judicieux et la parfaite exécution des procédés dont on y fait usage, jugée digne des plus hautes récompenses dans toutes les grandes expositions internationales, jouit aujourd'hui, dans le monde industriel, d'une grande et légitime réputation pour la bonne qualité, l'abondance et la variété des produits qu'elle livre au commerce. Un mérite qu'on ne saurait dénier à ses habiles directeurs est celui d'avoir réussi à rendre ses opérations de moins en moins offensives pour le voisinage, à mesure qu'elles prenaient des proportions plus considérables

Les dommages qu'elle a occasionnés, bien loin de s'étendre comme on le prétend sans aucune espèce de raison et dans un but facile à comprendre, vont au contraire toujours en diminuant, sous l'influence des améliorations et des perfectionnements que ses accroissements progressifs l'obligent naturellement à introduire dans ses méthodes et ses procédés. En admettant même qu'elle puisse porter encore atteinte à quelques intérêts privés et donner motif à de justes réclamations, cette action est trop restreinte pour mériter d'être considérée au point de vue de l'intérêt général; et si l'on croyait devoir lui attribuer une part aux changements survenus dans l'état de la contrée depuis sa fondation, ce ne pourrait être qu'à son avantage : une population rurale, jadis clairsemée et réduite aux minces produits d'un sol généralement ingrat, doublée ou triplée aujourd'hui, en possession de toutes les ressources offertes par un centre industriel important, enrichie par les salaires et les gains de toutes sortes offerts à l'emploi de ses bras et de son activité; la plus value de la propriété et des valeurs locatives des habitations, le placement plus facile et moins onéreux de ses denrées, herbages, légumes, fruits, huile, vin, etc., et une foule d'avantages, le tout au prix de quelques inconvénients et de quelques dégâts à la végétation, dégâts dont on a réellement peine à s'apercevoir quand dans la belle saison on embrasse d'un coup-d'œil l'aspect uniformément verdoyant de la campagne environnante.

Les plaintes soulevées par l'enquête et annexées au dossier, abstraction faite des vaines allégations qu'elles contiennent, et réduites à ce qu'elles ont de fondé, ne sont pas de nature à faire peser sur l'usine d'autre responsabilité que celle des dommages qu'elle peut produire, lesquels ne s'observent que dans un rayon généralement peu étendu et ont lieu presque toujours par suite d'un accident de fabrication.

Nous proposons donc au Conseil de délibérer qu'il y a lieu de donner un avis favorable à la demande d'autorisation.

---

Alais, imp. A. Brugueirolle et Cᵉ

///

www.ingramcontent.com/pod-product-compliance
Lightning Source LLC
LaVergne TN
LVHW052011160826
845678LV00003B/1006

* 9 7 8 2 3 2 9 6 5 6 2 6 7 *